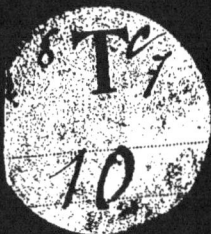

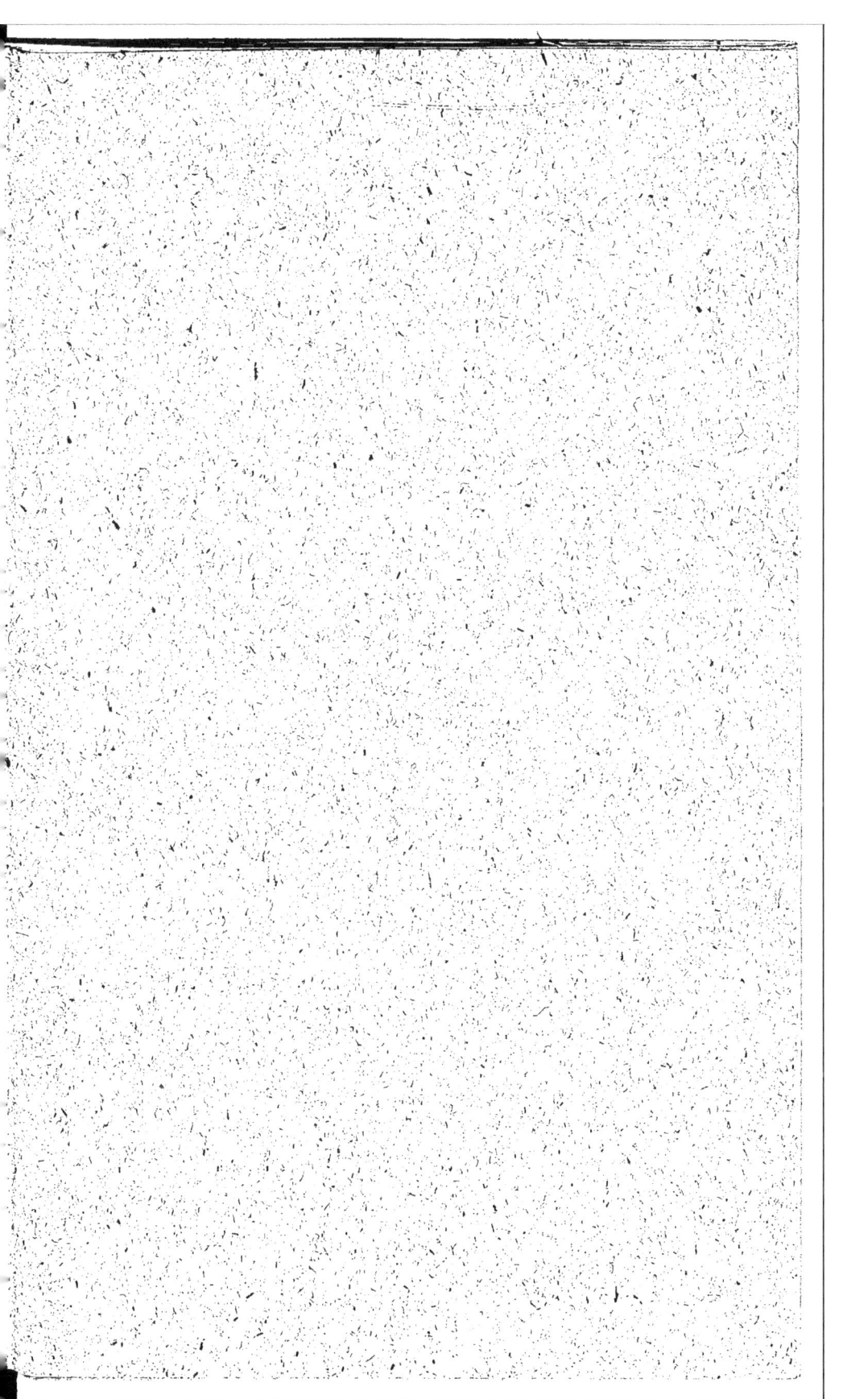

$T_c\,{}^7\!/_{10}$

RAPPORT MÉDICAL

SUR L'ALGÉRIE.

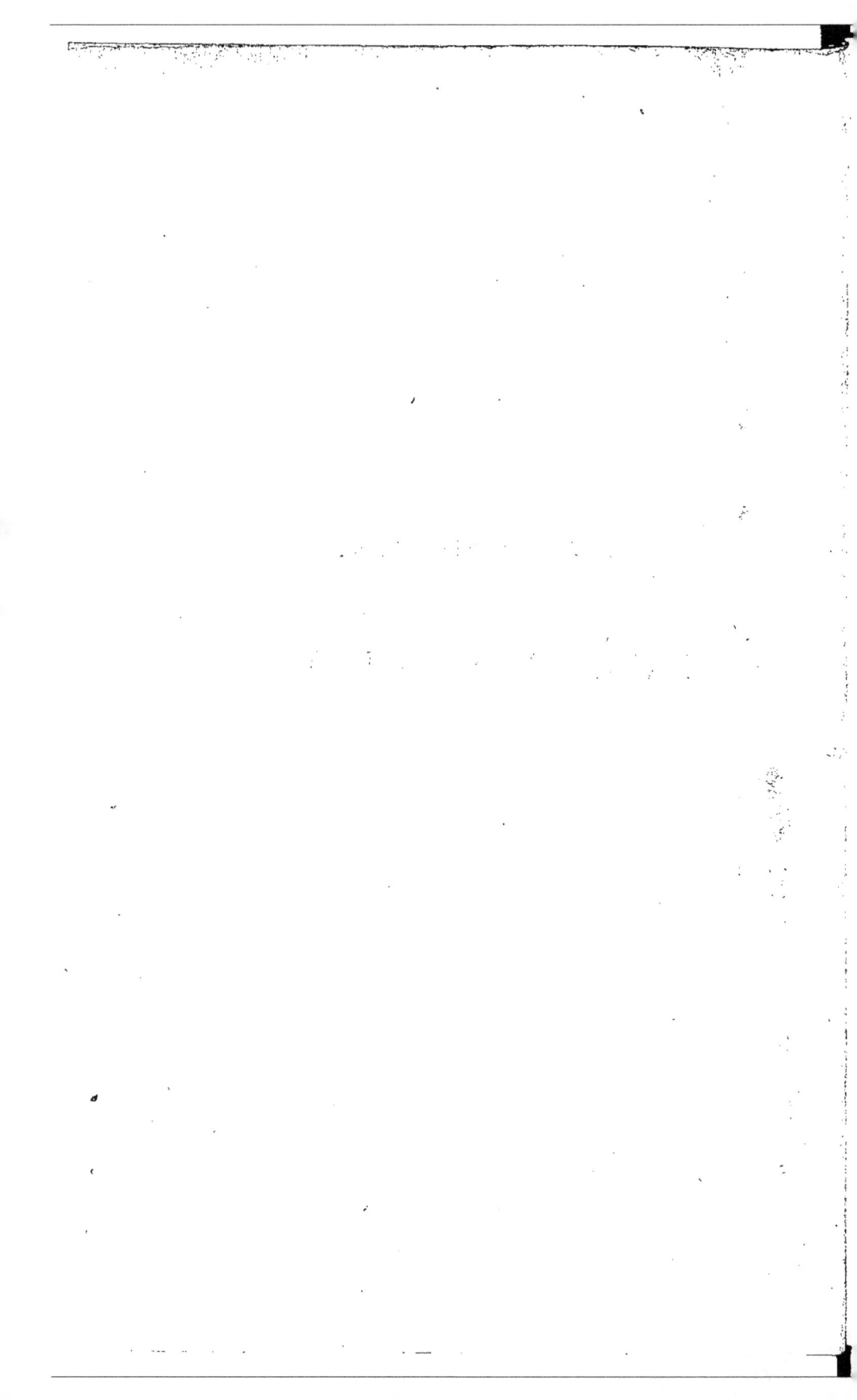

RAPPORT MÉDICAL

SUR L'ALGÉRIE,

ADRESSÉ AU CONSEIL DE SANTÉ,

PAR M. ANTONINI,

MÉDECIN EN CHEF DU CORPS D'OCCUPATION.

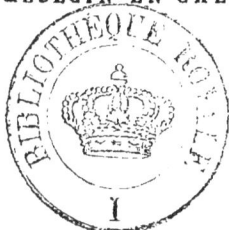

PARIS,

IMPRIMERIE DE MOQUET ET COMPAGNIE,

RUE DE LA HARPE, 90.

1841.

RAPPORT MÉDICAL

SUR L'ALGÉRIE,

ADRESSÉ AU CONSEIL DE SANTÉ.

—◦◦◦◦◦—

Alger, le 25 février 1839.

Vous m'avez chargé de visiter, sous le rapport médical, les hôpitaux de Bone et de Constantine; je viens vous faire part de mes observations; elles sont incomplètes, et consistent, en partie, dans l'analyse des observations verbales ou écrites, communiquées par mes confrères; il m'a semblé que mettre les diverses opinions en présence était le meilleur moyen d'arriver à la vérité. J'eusse vivement désiré étudier, avec détail, les causes, la nature et le traitement des maladies; j'ai dû me borner en ce moment à n'y jeter qu'un coup-d'œil rapide. Les travaux mensuels de statistique médicale et les rapports trimestriels déjà récla-més, fourniront, j'en ai la confiance, les données encore nécessaires à une appréciation plus appro-fondie; chaque médecin s'empressera d'appor-

ter le tribut des faits journellement observés
et des réflexions qu'ils lui auront suggérées.

Bone. — Bien que les fièvres intermittentes et
continues rémittentes soient de tous les pays,
parce que dans tous se rencontrent des conditions d'électricité, de chaleur, d'humidité...,
elles se montrent de préférence et avec un caractère propre dans les plaines et les gorges
humides, près des lacs et sur les littoraux ;
aux bords et à l'embouchure des rivières et des
fleuves qui, grossis par les pluies ou la fonte
des neiges, franchissent leurs lits et forment
les marais. Favorisées par l'abaissement des
terrains, les inondations successives ou les in-
filtrations alimentent ces marais ; de même les
vagues soulevées par le gros temps submergent
les plages et en augmentent l'insalubrité.

Qu'à cette disposition du pays se joigne l'influence de la chaleur propre à la latitude sous
laquelle il est situé, et toutes les conditions
favorables au développement des fièvres se trou-
veront réunies.

Ces fièvres deviendront alors endémiques et
se manifesteront par des phénomènes variés, plus
ou moins sensibles, plus ou moins graves, suivant l'étendue des lieux inondés ; suivant la
quantité des matières végétales et animales en
décomposition dans les vases mises à décou-

vert ; suivant la facilité du renouvellement de l'air, renouvellement auquel le voisinage et la position des montagnes peuvent porter obstacle ; suivant que certains vents sont plus ou moins fréquents, qu'ils traversent un terrain marécageux, qu'une vallée étroite, une gorge en dirigent les courants. La position topographique de Bone reproduit, en grande partie, les plus défavorables de ces conditions.

Parmi les causes générales des maladies de Bone, M. Herpin, médecin en chef de l'hôpital, ne reconnaît que les alternatives de grande chaleur, le jour, et d'extrême humidité, la nuit. Il voit, sous leur influence, la peau devenue plus impressionnable, se prêter davantage aux répercussions de transpiration, et, en même temps, l'activité dont elle est le siège, se transporter sur les différents points des muqueuses digestives, et se traduire par des gastrites, des diarrhées, des dysenteries qui se compliquent d'autant plus facilement d'irritation du cerveau, que cet organe, en jeu dans presque toute les maladies, acquiert par l'action continue des rayons solaires, une plus grande disposition à s'enflammer, même idiopathiquement.

La plaine et ses environs desséchés au retour de la saison épidémique, n'offrent pour lui, de danger, et un plus grande nombre d'invasions et de cas graves, qu'à cause de la chaleur et de l'humidité auxquelles on est plus exposé; il se refuse à admettre des émanations d'une nature spéciale ou toxique.

MM. Barthez et Gœdorp, médecins attachés aussi aux hôpitaux de Bone, ne contestent point l'existence d'un miasme dans l'air des marais. Le premier convient qu'il peut être la cause déterminante des accès simples et pernicieux, bien que la chaleur puisse, même seule, le produire. Le second insiste davantage sur la puissance de la chaleur; il limite l'influence des marais aux époques de l'année où l'eau, en s'évaporant, découvre les vases infectes, après ces époques, il ne voit que l'élévation de la température; alors la terre étant sèche, il n'y a plus de fermentation possible, et l'on ne retrouve, pour expliquer l'augmentation et la gravité des maladies, que l'intensité de la chaleur. Elle lui paraît élevée à 30° centigrades, supportable à 27°, et favorable toutes les fois que, comme dans les premiers mois de l'année, elle reste au-dessus de la moyenne générale, qui est de 17°.

D'après M. de Humbolt, les miasmes n'exercent d'action qu'avec le concours d'une température au dessus de 24° centigrades.

Quoique reconnues par tant d'observateurs, ces émanations de corps divers décomposés, dont l'atmosphère se sature à raison de sa chaleur et de son humidité, n'agissent, suivant M. Herpin, que par les alternatives de ces deux états ; et suivant ses confrères, que par l'influence presque exclusive de la chaleur. Ainsi, l'existence des miasmes, problématique pour l'un, ne mérite guère pour les autres, l'importance qu'on lui accorde dans la génésie des maladies.

Il n'en est pas de même de l'opinion de M. Worms, qui a aussi exercé à Bone. La répugnance qu'il montre à rattacher le développement des fièvres intermittentes à l'influence des émanations délétères, ne tarde pas à être remplacée par une opinion entièrement opposée : insaisissables d'abord, ces émanations revêtent bientôt la forme de particules variables en quantité et en qualité. Répandues dans l'atmosphère ambiant ou introduites dans l'économie, il les destine à jouer un grand rôle.

Tantôt, entraînées par le mouvement de l'air et déposées sur les obstacles que les courants rencontrent, elles rendent très insalubres les points qui supportent l'effort de ces courants ; tantôt, chassées violemment, elles forment avec le vent dominant, une espèce de colonne mobile, au devant de laquelle, comme au devant d'une pièce en batterie, se trouve tout le danger, nul en arrière et sur les côtés: la distance qu'elles parcourent est indéterminée. Dans les temps calmes, au contraire, ces particules obéissant à leur pesanteur, s'amassent dans les couches inférieures de l'air ; ce qui explique la préférence accordée en certains pays aux étages supérieurs, et le développement des maladies continues chez les animaux domestiques. La tête plongée dans la couche d'air la plus viciée, nourris de substances imprégnées d'émanations, ces animaux en absorbent une telle quantité qu'ils présentent exclusivement le type caractéristique des affections les plus graves.

Il existe, par conséquent, une sphère d'activité miasmiatique dont il convenait d'apprécier l'étendue. M. Worms s'acquitte de cette tâche, et rectifie les évaluations approximatives de ses devanciers ; il fixe à 500 mètres, au lieu de 400, son diamètre vertical, et à 500 ou 550, au lieu de 300, son rayon horizontal ; toutefois, par une remarque qui surprend d'après les observations précédentes, il ajoute que les couches inférieures de l'air en stagnation, sont moins fortement viciées que les autres dans une grande étendue.

La théorie généralement admise paraît plus simple et plus vraie. Elle représente les miasmes se dégageant surtout aux heures de la forte chaleur; d'une part le calorique hâte le dégagement, de l'autre il augmente l'évaporation. Emportés par la vapeur, ils se mélangent avec elle à la couche d'air voisine; cette couche saturée s'échauffe, se raréfie, s'élève pour faire place à une seconde, celle-ci à une troisième; et successivement, tant que le soleil communique à la terre un certain degré de chaleur. Mais dès que cet astre disparaît de l'horizon, les couches atmosphériques se refroidissent, se condensent, et déposent les miasmes en plus grande quantité dans les espaces libres, où le rayonnement terrestre ne rencontre point d'obstacles. L'existence des marais ne serait donc pas nécessaire à la production des miasmes, résultat de l'évaporation et de la putréfaction végétale ou végéto-animale, sous l'influence de la chaleur diurne et du rayonnement.

Il est facile alors de concevoir pourquoi l'action miasmiatique, à peine sensible au moment du plus grand dégagement, devient si énergique au lever et à la chute du jour, pourquoi ce qu'on appelle le serein est si redoutable en impressionnant, à la fois, la peau, les organes respiratoires, les voies digestives, l'organisme entier; comment, dans les pays chauds, un sol non marécageux, mais nu, inculte, couvert d'herbes, ou de débris de substances organiques, engendre les fièvres miasmatiques. De même nature que celle des marais, elles n'en diffèrent que par un moindre degré d'intensité; les fièvres de

marais formés d'eaux douces et marines se montrent plus graves. L'ensemble des conditions
météorologiques et des éléments topographiques
donné, l'intensité du miasme serait en raison
directe du rapprochement des lieux des latitudes
équatoriales.

C'est particulièrement à la surface de la muqueuse gastrique, suivant M. Worms, et dans
la couche de mucus qui la revêt, que vont se
perdre ou s'incorporer les particules miasmatiques, pour pénétrer, ainsi invisquées, dans le
torrent de la circulation, avec le liquide qui les
tient dissoutes ou en suspension. Cette introduction se renouvelle jusqu'à l'épuisement du foyer
secondaire qu'elles établissent dans l'économie ;
c'est ensuite du nombre et de la propriété plus
ou moins délétère des particules que dépend la
promptitude ou la lenteur de leur action sur l'organisme.

Ainsi, à faibles doses, si les particules ne
sont que peu délétères, dit M. Worms, le temps
nécessaire au développement des phénomènes
fébriles qu'elles provoquent, correspond au type
le plus éloigné. Le contraire aura lieu, si la
somme est plus considérable, si l'activité à volume égal est plus grande, ou si le sujet se trouve
affaibli ; la faiblesse est de toutes les prédispositions la plus fâcheuse, la plus propre au rappro-

chement, à la confusion des types, parce qu'elle paralyse tous les efforts d'une réaction salutaire.

Les autres causes de maladies, que M. Gœdorp appelle particulières, sont très nombreuses ; les énumérer, c'est, pour ainsi dire, passer en revue tous les actes, toutes les positions de la vie. Leur multiplicité, toutefois, ne saurait inspirer du découragement ; de toutes les influences particulières, il n'en est aucune qui ne puisse se dissiper par une incessante sollicitude.

Auxiliaires des causes générales, elles prédisposent à leur action ou en aggravent les effets produits de prime abord ; on trouve les principales, dans le régime, la tenue, les travaux, les marches, et dans tout ce qui peut porter atteinte à la santé du soldat, ou manquer à ses ressources.

M. Herpin, en trouvant la nourriture saine et suffisante est en opposition avec M. Worms dont on connaît les plaintes sur la mauvaise qualité du pain, qui laisse réellement à désirer. D'accord avec M. Herpin, M. Barthez propose la soupe le matin, avant d'aller au travail. En attribuant, comme plusieurs de ses collègues, beaucoup d'accidents à l'intempérance et à l'abus des boissons alcooliques, il rejette les distributions réglées d'eau-de-vie, que M. Worms prodiguerait au contraire ; prohiber la vente de ces boissons, au moins dans les camps , serait un bienfait pour la santé du soldat.

L'usage du café est généralement approuvé ; seulement, M. Gœdorp, eu égard à la mauvaise qualité de sa poudre et souvent au défaut d'ustensiles convenables pour le préparer, pense que le café demeure sans effet.

La tenue, dans le sens hygiénique du mot, offre des inconvénients. Les vêtements, trop étroits, ne laissent pas assez circuler l'air à la surface de la peau ; ils sont incommodes le jour, insuffisants la nuit ; on s'en dépouille intempestivement, et on les néglige en de pressantes occasions, parce qu'on a plus de peine à les reprendre qu'à draper un manteau.

En Afrique, la coiffure du soldat est encore un problème à résoudre , le bonnet de police et la casquette recouverte de toile cirée ne peuvent, pendant les marches de l'été et les heures de corvée ou de travail, que favoriser le développement d'affections cérébrales toujours graves ; une autre coiffure, ou du moins des améliorations, sont vivement réclamées.

Telle qu'elle a été modifiée, la ceinture ne remplit plus le but qu'on s'était proposé en l'adoptant ; mal fixé, le petit carré de flanelle qui la remplace, ne se maintient guère sur le

corps, et il arrive que l'abdomen et les reins
ne sont, en définitive, nullement couverts.

Les travaux devraient être suspendus de juillet à octobre, ou du moins faudrait-il en limiter
la durée de six à neuf heures du matin. Il conviendrait aussi d'autoriser plus souvent le rejet
du col, dont les zouaves se sont très bien passés
en toutes circonstances, et, en marche, d'arriver
aux moyens d'alléger le soldat, réellement trop
chargé.

Dans un pays, pour ainsi dire, sans limites,
l'espace semble manquer quand il s'agit de donner un abri convenable à celui qui en a fait la
conquête : le courage et le dévouement se trans-
portent en Afrique plus facilement que les ressources.

Tout était au pis, dans le principe de l'occupation à Bone, sous le rapport de l'installation;
devenue médiocre ensuite, elle s'améliore de
jour en jour. Cependant, il est encore urgent
d'ajouter de nouvelles casernes à celles déjà exis-
tantes; c'est le seul moyen de rendre le couchage
possible, et de parvenir à la suppression des ha-
macs qui ne sont nullement un moyen de repos
après les fatigues.

En ville, à l'hôpital, dans les baraques, sous
la tente, il faut éviter l'encombrement, et laisser
à chaque homme l'espace nécessaire pour respi-

rer librement ; cet espace doit être moins ménagé
en Afrique qu'en France. On ne peut le déterminer qu'approximativement, et d'après l'examen
de chaque localité, en tenant compte des moin-
dres circonstances qui pourraient entraver la li-
bre circulation de l'air ou influer sur ses degrés
variables de raréfaction. Dans cette détermina-
tion, tout en se rapportant aux évaluations déjà
données, il convient de consulter les sens ; ils
avertissent seuls des dérangements survenus
dans les qualités de l'air, comme, seuls, ils révèlent les arômes des vins que les procédés chimi-
qué ne savent encore trouver.

La quantité d'air respirable nécessaire à chaque individu est de 5 pieds cubes pour une heure
(Rumfort), de 16 mètres cubes, pour les 24
heures (Darcet), et de 20 mètres cubes (régle-
ment des hôpitaux) ; ce n'est peut-être pas assez
en Afrique.

Dans cette appréciation, les recoins où les exhalaisons séjournent si facilement avec l'air, méritent une attention sérieuse ; il faut regarder
comme très désavantageux un casernement et
des hôpitaux composés de maisons particulières.

Les hommes qui n'ont pas subi un acclimate-
ment préalable se trouvent, à Bone, dans les
conditions les plus fâcheuses. Les regrets de la famille, celui de la patrie, qui n'ont pas encore eu

le temps de s'affaiblir, l'influence des fatigues et du climat, le spectacle de maladies nombreuses, tout concourt à les remplir de tristesse et à les exposer à de promptes et funestes atteintes.

Les pertes éprouvées n'attestent que trop la nécessité de sages précautions; ces précautions consisteraient dans un choix de sujets bien disposés physiquement et moralement; ils ne viendraient en Afrique, qu'après deux années de service, et quelque temps de séjour dans les contrées méridionales de la France. L'arrivée pendant les mois d'hiver paraît surtout indispensable, pour préparer l'organisme aux changements ultérieurs auxquels il ne peut se prêter brusquement.

Prévoir et pratiquer, c'est la science en général, c'est la médecine dans ses spécialités. Pour prévoir, pour pratiquer au lit du malade, il est nécessaire de connaître la nature de la maladie, connaissance qui consiste principalement dans la perception des relations phénoménales, des rapports existants entre les causes morbides ou leur action, l'état pathologique ou les symptômes qui en sont l'expression, les remèdes ou les effets qu'ils produisent : c'est des deux premiers termes que naissent d'abord les indications thérapeutiques.

Une déduction logique de la nature différen-

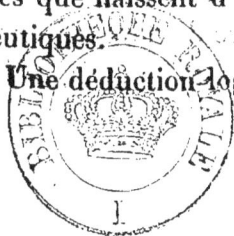

2

tielle des maladies deviendrait impossible, si étant considérées comme effets, il n'existait point de rapports entre elles et les causes morbides. Des causes semblables ne produiront jamais immédiatement des effets dissemblables ; et de ce qu'il serait difficile de saisir, au lit du malade, les rapports étiologiques, il ne faudrait pas d'une difficulté conclure à une impossibilité. Lorsque, sous une influence directement débilitante, une inflammation se développe, est-il permis d'affirmer qu'elle soit le résultat immédiat de l'action morbide, et qu'il n'y ait point eu d'effets intermédiaires? C'est pour résoudre ces difficultés que le professeur Puccinotti, (*Patologia induttiva*) guidé par les faits des époques hippocratiques, ou l'étiologie empirique, et par la physiologie, a essayé d'établir un principe expérimental, ou la loi d'affinité physiologique.

La critique exigera peut-être des règles d'application plus précises ; mais, cette loi semble destinée à exercer une heureuse influence sur les progrès de la pathologie.

Les médecins de Bone paraissent avoir procédé ainsi, pour déterminer la nature de l'état morbide, dont ils ont cherché les rapports avec les causes générales ou particulières, les localités et les saisons. En notant l'ordre de développement des maladies, ils remarquent qu'en avril, mai et

juin, elles ont un caractère franchement inflammatoire. Parmi celles des organes de la respira-
tion et de la circulation, ils citent des bronchites
avec rougeole ou scarlatine, des pneumonies
dont la guérison se montre facile, lorsqu'il s'agit
d'une première invasion : un cas de péricardite
aiguë ne dut son heureuse issue qu'à l'énergie
du traitement antiphlogistique. La variole règne
aussi ; le nombre des militaires atteints est li-
mité ; quoique grave et confluente dans plusieurs
cas, elle ne devient funeste que chez quelques
militaires non vaccinés. En général, les phlegmasies du tube digestif prédominent ; bornées dans
le principe à un premier degré d'irritation, elles
acquièrent successivement de la gravité ; ce n'est
qu'en avançant dans la saison que les diarrhées
et les dysenteries l'emportent sur les gastro-en-
térites. Celles-ci, d'abord simples, n'entraînent
point, par la réaction sympathique de l'estomac
sur le cerveau, ces céphalalgies plus ou moins
intenses que, dans bien des cas, l'un des médecins de Bone avait considérées comme idiopathi-
ques. Cette complication ne se montre que pro-
gressivement, elle en augmente la gravité et le
danger, soit par le plus grand développement de
l'inflammation de l'encéphale et des méninges
avec coma ou délire, soit en revêtant la forme
typhoïde, justifiée, dans un cas, par la ren-

contre des plaques folliculeuses ulcérées. Les gastro-hépatites avec ictère et adynamie terminent la série des maladies des viscères abdominaux, qui participent aux affections régnantes, pendant l'une des époques les plus redoutables.

Jusqu'alors deux ordres distincts de maladies semblent marcher ensemble, sans se confondre: l'un représenté par les affections déjà énumérées ; l'autre par les fièvres intermittentes qui, bénignes et peu nombreuses dans les premiers mois de l'année, dominent, à dater de juillet, et compliquent tous les dérangements possibles par toute autre cause, surtout ceux de l'appareil digestif et de ses annexes: c'est ainsi qu'elles constituent une deutéropathie embarrassante, qui semble se prêter aux interprétations les plus opposées.

La *perniciosité* des fièvres intermittentes est due autant peut-être à la coexistence d'affections liées aux prédispositions et à la constitution régnante, qu'à l'action de la cause spécifique. Ces affections à siège différent préfèrent souvent le système nerveux, déjà modifié, ainsi que celui de la circulation, par l'influence miasmatique, soit dans son ensemble, soit dans ses centres, soit dans celles de ses parties qui appartiennent à l'appareil splanchnique : on voit alors la réunion des phénomènes dont la succes-

sion compose un accès, se reproduire à des inter-
valles plus rapprochés. L'époque de la *perniciosité* et du plus grand développement d'irritations
ou d'affections de nature diverse des organes gas-
tro-biliaires, encéphaliques, rachidiens.... fixe
l'attention de M. Gœdorp ; il en accuse l'intensité
de la chaleur et la sécheresse de l'atmosphère.
Quand il relève une proposition de M. Worms,
qui voit les maladies par cause miasmatique
passer de l'intermittence à la continuité, et devenir graves en raison directe de l'accroissement
simultané de la chaleur et de l'humidité, M. Gœdorp ne remarque pas, sans doute, que pour expliquer la continuité fébrile ou la faire ressortir,
ainsi que la plus grande gravité des maladies
qui résultent d'un degré plus profond d'asthénie du système nerveux, le concours du miasme
exhalé n'est pas absolument nécessaire ; s'il n'y
en a pas en suffisante quantité on en retrouve
dans l'économie même. M. Worms rapporte, à
ce sujet, les paroles de J. P. Franck : *Ipsa verò
et fluida et solida corporis ad totius destructio-
nem materiam largiuntur, neque certiùs unquàm
venenum chymici elaborant quam ipsi nos nobis
fabricamus.* Cette citation ouvre un vaste champ
aux suppositions et met tout-à-fait à l'aise.

Pendant la saison épidémique, au moment où
les maladies sévissent avec le plus d'intensité,

les uns accordent une grande influence aux causes concomitantes, les autres se dispensent d'en
tenir compte : des deux côtés les conséquences
peuvent être poussées fort loin.

D'après les uns, la face vultueuse, l'injection
des conjonctives, l'énergie du pouls, l'ardeur de
la peau, la constance du délire, la profondeur
du coma, les rigidités musculaires, la violence des
mouvements tétaniques, les paralysies consécu-
tives, expriment clairement la nature des maladies ; celle des congestions viscérales, des épan-
chements sanguins, des affections intestinales se
représente dans toute son évidence ; les diverses
évacuations bilieuses, muqueuses et sanguines se
rapportent naturellement à l'activité des parties
qui en sont le siége ; enfin, les ulcérations, le
pus déposé à la surface des membranes ou ras-
semblé en foyers phlegmoneux dans les paren-
chymes, comme bien souvent dans le foie, ne
cessent de paraître un produit de l'inflammation. Cependant il faut bien se garder de voir
celle-ci toujours et partout : elle n'est pas l'élé-
ment de tout état morbide.

D'après les autres, tout est affaiblissement ; la
prostration ne reconnaît plus d'autre cause que
l'asthénie du système nerveux ganglionnaire.
Cette asthénie entraîne celle de l'économie entière ; elle appauvrit le sang, enraie la nutrition.

L'état dans lequel elle plonge tous les organes
et les différents tissus, rend leur congestion impossible ; là où il y a excrétion plus abondante
de mucosités, flux sanguin, déposition de matières tuberculeuses, collection séreuse, développement de tissus, ou engorgement parenchymateux,
là aussi il y a prédominance de faiblesse, et tout
s'accomplit à l'aide d'un procédé d'exhalation ex-
primé par un mouvement plus actif de décomposition locale. Dans ce cas, comme lorsque le
cœur multiplie ses contractions pour suppléer à
l'insuffisance des matériaux réparateurs, l'extrême faiblesse a des résultats bien opposés à ceux
auxquels on devrait s'attendre ; mais elle ne
conserve pas longtemps ce privilége. Les sécrétions qui diminuent et se suspendent, la
langue qui rougit et se couvre de fuliginosités,
n'offrent que les indices de l'état général de la
nutrition de plus en plus languissante ; le coma,
le délire, les paralysies ne révèlent autre chose
que des modifications passives survenues dans
la nutrition du système cérébro-spinal. Les gan-
grènes tiennent également à l'abolition de la
même fonction, dès qu'un obstacle vient s'oppo-
ser à l'arrivée de l'apport nutritif : l'air et les gaz
dégagés du sang exhalé qui se putréfie, produisent le météorisme. Enfin, les autopsies sont
muettes. Et comment en serait-il autrement !

Peut-on reconnaître après la mort ce qu'on n'a
pu soupçonner pendant la vie, quand surtout
le mouvement morbide n'a pas été assez durable
pour laisser des traces ?

Cette manière de voir a trouvé un défenseur
en M. Worms, dont l'opinion peut se résumer
ainsi : les maladies d'Afrique résultent de l'infection; elles ont leur siége dans le système nerveux ganglionnaire ; leur nature est asthénique.
L'asthénie croît en proportion de l'intensité des
causes d'infection ; sous son influence, le sang
s'altère, la nutrition, en général, s'affaiblit, et le
mouvement de décomposition de l'économie s'ex-
prime de plus en plus par des exhalations. Les
maladies ne diffèrent entre elles que du minimum
au maximum : dans le premier cas, une réaction peut dissiper le trouble passager de la nutrition; dans le second, cette réaction salutaire
manquera, si le praticien ignore que soustraire
des forces à l'économie quand elle lutte contre
l'infection portée du dehors, ou venue du dedans,
c'est la désarmer au profit du poison.

Telle est, en peu de mots, toute la pathologie
présentée par M. Worms à ses collègues, libres
de choisir désormais entre l'observation atten-
tive des faits et un système qui ne les admet
qu'au profit d'un seul, l'asthénie; entre une
théorie progressive et un cercle inflexible dont il

n'est plus possible de franchir les limites.
Embrassant la question des maladies régnantes aux diverses époques de l'année, plus complétement qu'il n'était possible de le faire en partant d'une hypothèse sans preuve et sans vérifi-
cation possible, les médecins de Bone, en 1838,
n'hésitent point à déduire les indications d'autres
principes pathologiques que ceux offerts par M.
Worms; pour eux et bien d'autres encore, l'a-
phorisme « *naturam morborum ostendit cura-
tio* » ne peut avoir le sens absolu qu'on voudrait lui prêter. On y retrouve bien une donnée;
mais on ne saurait, des effets éventuels du traitement, conclure rigoureusement à la nature de la
maladie. Ce n'est pas l'utilité seule de la saignée
qui fait considérer la pneumonie comme inflammatoire; les rapports perçus entre l'action générale ou élective des causes morbides, les phénomènes, expression de l'état pathologique, et les
effets des moyens curatifs employés, en représentent seuls la nature. Et alors, malgré le succès des évacuations sanguines, on ne doit pas
les regarder comme unique ressource; non-seu-
lement, parce qu'il y a des cas, où la guérison
s'opère sans elles; mais aussi, parce que ces déplétions ont besoin du secours de moyens doués
d'une action locale ou générale, parfois différente.
Il en est de même pour chaque maladie; ce

qu'il importe, après avoir déterminé, autant que possible, sa nature, c'est l'appréciation, dans les diverses périodes, de ses degrés divers d'intensité ; c'est l'appréciation des modifications que lui impriment les dispositions individuelles, les âges, les saisons et les lieux : de là, les motifs du choix des agents thérapeutiques ; de là, la mesure et l'opportunité de leur emploi.

Au printemps, parmi les affections sans caractère épidémique observées à Bône, concurremment avec les autres, les gastrites aiguës cèdent facilement au régime, et à peine y a-t-il opportunité, dans quelques cas, d'émissions sanguines locales. Plus tard, les congestions viscérales prédominent ; il faut alors recourir aux déplétions locales et même y joindre la saignée générale. Cette nécessité unanimement reconnue ne cesse pas d'exister, lorsque les maladies, sans exception revêtent le caractère épidémique. Toutefois, l'administration du sulfate de quinine, la plus importante des indications fournies par les fièvres d'accès, qui souvent n'en donnent point d'autre, devient urgente. M. Souriguères, facilement entraîné aux déplétions sanguines, MM. Herpin et Barthez, réservés dans l'emploi du sulfate, sont parfaitement d'accord sur ce point. Cependant, en l'employant à des doses proportionnées à la gravité des cas, doses qui varient de 7 à 8 décigrammes pour M. Herpin, de 3 à 12 pour M. Barthez, de 12 à 24 pour M. Souriguères, ils continuent tous à associer au sulfate de quinine les déplétions sanguines. Et loin d'avoir à suspecter le calme dont elles sont toujours suivies, ils reconnaissent une disposition plus favorable à l'action du sulfate et à l'éloignement de toute tendance au rapprochement fâcheux des types, que provoquent les irritations viscérales à l'état aigu ; à l'état chronique, elles multiplient d'une manière désespérante les chances ultérieures de rechute.

Malgré l'à-propos, dans bien des cas, des évacuations sanguines, ils s'en abstiennent dans ceux où, aux phénomènes nerveux, se joignent tous les signes d'une débilité réelle et profonde; alors, nul ne l'ignore, les pertes sanguines augmentent l'affaiblissement, sans profit pour les organes, depuis longtemps phlogosés et peut-être déjà compromis par des altérations de texture.

La même persévérance à surveiller l'état, des organes est encore nécessaire, s'il s'agit de s'éclairer sur l'opportunité des vomitifs. Certaines idées préconçues et d'anciennes routines demeurent sans valeur et sans excuse ; il convient d'en raisonner l'emploi autrement que par la supposition d'un vernis toxique déposé à la surface de la muqueuse gastrique.

Les vomitifs semblent indiqués toutes les fois que la participation de l'estomac aux fièvres intermittentes se manifeste sous la forme d'embarras gastrique; elle se montre assez communément, en certains pays, dans les saisons humides, et chez les sujets lymphatiques. Quand cette forme se présente ainsi, M. Herpin la combat avantageusement avec l'émétique; cependant M. Barthez, moins heureux, avoue que plus d'une fois, après son administration, il a dû, par les sangsues, arrêter le développement d'accidents plus ou moins graves. Ces accidents prouveraient que, si l'embarras gastrique n'est pas une inflammation, il n'en faudrait pas conclure qu'il fût lié à un état asthénique et qu'il ne pût amener à sa suite, une véritable gastrite. Si l'imminence réelle d'un danger de cette nature justifie la réserve des praticiens, elle n'explique pas seule leur répugnance, quand il s'agit d'en faire usage. Mais ils reconnaissent dans les vomitifs, un moyen puissant d'imprimer à l'économie tout entière une secousse dont se ressentent la circulation et les sécrétions, et en vertu de laquelle s'opère la résorption des fluides épanchés, ou la cessation des troubles divers du système nerveux; ils se représentent, en même temps, l'inconvénient grave d'effets perturbateurs difficilement calcu-

lables ; d'où résulte l'impossibilité d'en propo-
ser généralement l'emploi dans les fièvres d'accès.
Cependant, c'est ce qu'on n'a pas craint de faire
tout récemment.

Que si, d'après l'opinion de Rasori, on con-
sidérait l'action générale ou élective de l'ipéca-
cuanha ou du tartre stibié, comme directement
contro-stimulante, sauf les cas, où inopportuné-
ment administrés, ils se trouveraient en contact
avec la muqueuse enflammée de l'estomac ; alors
l'asthénie cesserait d'être l'état exclusif de l'organisme dans les fièvres miasmatiques.

Mais M. Worms, quand il adopte une mé-
thode depuis longtemps en discrédit, parce
qu'elle est souvent nuisible et toujours infidèle,
ne voit dans les vomitifs qu'un moyen de couper
court à la maladie, en évacuant les mucosités
vénéneuses de l'estomac ; à ce titre, il les préco-
nise.

Ce n'est pas en cela seulement qu'il diffère
de tout le monde ; cette sensibilité qu'il refuse à
l'estomac, pour avoir le droit de le mettre en
tout temps en rapport avec des stimulants, il
l'accorde au gros intestin, dès qu'il recommande
l'opium et les solutions gommeuses dans le but
d'affaiblir l'impression du sulfate sur la muqueuse. La réaction qu'il veut guider et que
néanmoins il a toujours besoin d'exciter, les

irritations gastro-céphaliques ; les congestions
viscérales qu'il ne reconnaît plus, mais dont il
se souvient quelquefois, ne seraient que l'occasion d'une épouvantable erreur commise en
employant les saignées générales et capillaires,
qu'il condamne également et auxquelles il attribue les catastrophes de son service, et de celui
de ses collègues.

Il ne faut voir, dans cet étrange anathème, que
l'esprit de système, qui, retardant l'expérience,
ne laissant apercevoir des faits et des doctrines
qu'un seul fait, conclut nécessairement à une
thérapeutique, à la fois exclusive et incom-
plète.

Voici, les conséquences qui découlent de ces
principes : si le cas est pressant, que l'œil s'a-
nime, que la face rougisse, que la céphalalgie
approche du délire, il faut administrer de 16 à
20 grains de sulfate de quinine, et, au besoin,
de 30 à 40, au fort même de l'effervescence fébrile ; après l'accès, le vomitif pour débarrasser
l'estomac des mucosités, et ouvrir une voie à
l'absorption ; on revient ensuite au sulfate de
quinine, pour bientôt le remplacer par les dé-
coctions ou les préparations vineuses de quinquina ; elles n'exposent point aux accidents dé-
terminés par le sulfate, dès que le principe
toxique neutralisant se trouvant épuisé, laisse

libres des quantités notables de son contre-poi-
son. On satisfait, sans retard, à l'appétit du malade; et on élève rapidement son régime sans
épargner le vin; en huit, dix jours, terme moyen,
la guérison et la convalescence seront parfaites.

Ce mode de traitement n'a pas fait pencher
la balance en sa faveur, dans les localités où il
a été suivi ; c'est là, surtout, que les maladies
ont récidivé, que les succès ont été douteux. Il
est regrettable que M. Worms, dans l'intérêt
de la science, dans le sien propre, n'ait pas
donné la statistique, au moins numérique, des
maladies qu'il a traitées, pendant cinq ans (1).

---

(1) D'après une lettre écrite de Bône, le 27 juillet
1837, par M. de Danrémont, gouverneur général, qui
avait cru aux paroles de M. Worms, je désirai y croire
aussi; dans ma circulaire (25 août 1837) adressée à
MM. Fenech, médecin ordinaire, Hutin, chirurgien-ma-
jor, et Worms, médecin-adjoint, je m'exprimais ainsi :
« Les succès que vous obtenez sembleraient, tant par la
» promptitude des guérisons que par la rareté des re-
» chutes, témoigner et de l'efficacité du nouveau mode
» de traitement et de la solidité des faits sur lesquels
» repose votre théorie. Sanctionnées par des observations
» nouvelles, votre pratique et vos théories pourraient
» devenir d'une application générale; un lien commun
» rattache entre elles les fièvres de tous les pays chauds
» et marécageux............ Non seulement j'ai eu lieu de douter des succès de M.

Touché de la position des malades, dans les derniers mois de l'année, M. Herpin voudrait renvoyer en France tous ceux qui ne pourraient se remettre en Afrique; M. Worms rejette ce conseil, jugeant ces renvois onéreux pour l'État, et sans utilité pour les hommes; il préfère traiter les valétudinaires auxquels, mettant en usage les frictions avec la teinture éthérée de quinquina et les sels de fer, il promet vigueur, coloris, santé.

Mais si les soins affectueux de la famille, si les charmes du pays natal, si la liberté, un ciel pur, dont on conserve le souvenir, et qu'on désire d'autant plus vivement, que la maladie, devenue plus grave par de fréquentes récidives, a été plus longue, ne sont pas des chimères, ne peut-on penser de celui qui veut remplacer tant de

Worms, mais j'ai pu me convaincre de ses insuccès à Bône, où M. Fenech signa constamment les billets des morts dans son service et dans celui de M. Worms; ce ne fut que sur mes vives instances, qu'à la fin de 1837, M. le sous-intendant militaire donna des ordres pour faire cesser cette irrégularité. J'ignore si ces ordres furent exécutés; jusqu'alors M. Worms est autorisé à affirmer qu'il n'a pas signé de billets de morts; cela voudrait-il dire qu'il n'en a point eu?

biens par des remèdes, qu'il se fait illusion, en exagérant les prétentions de la science? Les médecins d'Afrique, profitant des observations de leurs devanciers et de leurs contemporains, ou guidés par leur propre expérience, suivent une route qui doit être regardée comme la meilleure, jusqu'à ce que l'on prouve le contraire, autrement que par des assertions.

ÉPIDÉMIE DITE D'HIVER. — Ce qui vient d'arriver à Bône en novembre et décembre 1838, retracé brièvement dans un rapport de M. Herpin, a trop d'importance pour être passé sous silence.

Cette époque a été marquée par une recrudescence épidémique qui, observée, d'ailleurs, chaque année dans la même localité, met, dans tout son jour, l'utilité de l'ancienne distinction entre les fièvres d'automne et celles des autres saisons de l'année.

Que le sang soit ou non altéré, dans les fièvres miasmatiques, l'état morbide du système nerveux entraîne des désordres organiques ou des dérangements fonctionnels divers. De là, suivant les saisons, les localités et les constitutions épidémiques, des différences telles, qu'il devient nécessaire de varier les moyens de traitement et de les mettre en rapport avec la physionomie, la nature et les complications des maladies.

3

Au printemps, tout est inflammatoire. La nature, dit Sydenham, entreprend avec précipita-
tion son ouvrage ; les réactions sont soudaines,
l'affaiblissement du système nerveux auquel
elles succèdent demeure inaperçu et se trouve
bientôt réparé.

C'est le contraire en automne. L'asthénie se
prolonge davantage ; les réactions languissantes
ou tardives ne prêtent qu'un faible secours à l'é-
conomie. Il faut alors renoncer aux saignées
générales qui n'ont plus d'indication, et chercher
à tirer le système nerveux, pour ainsi dire, de
son découragement, en évitant toutefois un réveil trop exclusif ou trop brusque de la sensibilité, réveil qui ne serait pas sans danger pour
les organes menacés.

M. Herpin, dans les cas de cette nature , en
majorité parmi les malades entrés aux hôpitaux,
avait bien senti toutes les nécessités ou plutôt
toutes les difficultés, parfois insurmontables, du
traitement.

Apercevant une tolérance plus grande, il es-
saya de la mettre à profit ; elle lui permit de
prescrire le sulfate de quinine à plus hautes doses ; de multiplier les révulsifs externes, et d'em-
ployer divers moyens dont l'action sembla calmer
les vomissements, provoquer la transpiration et
disposer à l'administration des fébrifuges.

L'emploi de ce traitement parut d'abord favorable : peu de malades succombèrent dans les premiers temps. Il n'en fut pas de même un peu
plus tard ; les diarrhées, les dysenteries avec
ascite ou anasarque, devinrent funestes à beaucoup d'entre eux.

Un observateur attentif et sincère ne peut
s'empêcher de reconnaître, parmi cette foule de
malades pâles, amaigris, infiltrés, s'avançant à
pas lents vers la tombe, beaucoup de sujets atteints de phlegmasies chroniques, produits défi-
nitifs et multiformes de réactions locales qui,
dans la sphère limitée où elles s'exercent, ne peuvent plus que désorganiser sans retentir assez
pour rétablir entre les organes ce consensus auquel l'innervation ne se prête plus.

On arrive là insensiblement. On y arrive
quand, sans profit pour les organes irrités ou
congestionnés, on a trop débilité; on y arrive
quand, à l'aide des stimulants, quels qu'ils soient,
on a prétendu réveiller l'organisme, sans tenir
compte de l'infidélité des voies d'introduction,
de l'impressionnabilité des parties qui rendent
nulle, bien souvent, l'action qu'on voulait produire; tantôt parce que la chaîne des réactions
organiques est interrompue; tantôt parce que,
trop brusquement sollicitées, elles suscitent de
nouveaux désordres dont les conséquences sont

toujours, quand on y survit, un surcroît de faiblesse de la nutrition, entretenue par les progrès
d'une lésion locale désespérée. Les écarts de régime conduisent au même résultat; les rechutes inévitables, sous l'empire continu des causes
d'insalubrité et d'un défaut de ressources propres
à en contrebalancer l'influence, y conduisent
également. Le nombre des rechutes incessam-
ment ajouté à celui des invasions nouvelles, ne
tarde pas à reproduire l'encombrement des hôpitaux et des infirmeries régimentaires; on conçoit, dès-lors, comment une épidémie paraît se
renouveler et pourquoi, en même temps, les maladies prennent un si mauvais caractère.

Pour prévenir le retour de l'épidémie dite d'hiver, et atténuer, autant que possible, les effets
nuisibles des évaporations du sol humide, auxquelles M. Herpin attribue tous les dangers de
la plaine, d'accord en cela avec Ramel, qui avait
observé les mêmes maladies à Bône, de 1775 à
1780, il faudrait agrandir et achever l'hôpital;
les casernes, dont on prive les troupes, au moment où elles en ont le plus grand besoin, ne
sont que de mauvaises succursales. Il faudrait
bâtir des casernes dans les camps, et donner plus
d'extension à celles de Bône, pour éviter l'encombrement toujours fâcheux des hommes, et
faciliter la substitution des couchettes avec four-

niture complète, au couchage actuel ; en un
mot, il faudrait tout faire, pour que rien ne
manquât en hôpitaux , casernes, couchage , et
pour que les établissements, proportionnés à la
force des diverses garnisons, pussent suffire à
tous les besoins. La position des convalescents,
pendant la saison épidémique de Bône, est fort
triste ; un abri leur manque en sortant de l'hôpital ; et cependant on est forcé de les renvoyer
incomplètement guéris, et de les replacer ainsi
dans les conditions défavorables auxquelles ,
mieux portants, ils n'avaient pu résister.

Il faudrait aussi donner à Bône l'eau qui lui
manque, dessécher les marais voisins et entrete-
nir la propreté de la ville, négligée de la manière la plus dégoûtante. Cette dernière cause
peut être facilement détruite, et si elle ne l'est
pas encore, l'administration civile et les habi-
tants en méritent le reproche ; la négligence que
l'on met à nettoyer et à réparer les citernes dont
la plupart des maisons sont pourvues, n'est pas
moins blâmable ; cependant il est des habitations
qui possèdent, en ce moment, des citernes en bon
état, et il paraît que bientôt Bône aura de l'eau
excellente et en abondance. Le projet est terminé,
et même le marché pour l'achat des tuyaux de
fonte, passé ; tous les établissements militaires
et les places publiques seront pourvus de fon-

taines. On doit d'autant mieux espérer de l'exécution de ce projet, qu'il y aura un grand ré-
servoir, au point le plus élevé de la ville, place
d'Armandy; il deviendra alors facile de faire, la
nuit, des chasses, de manière à ce qu'un grand
volume d'eau parcoure les principaux égoûts
dans un temps donné; par ce moyen ils s'engor-
geront moins facilement et moins souvent. Les
travaux déjà commencés pour un égoût destiné à
recevoir tous les autres assainiront définitive-
ment le fossé infect qui entoure la ville.

A part le projet général de travaux à exécuter
pour le dessèchement de la plaine de la Seybouse,
on doit former des vœux pour le dessèchement
déjà commencé de la petite plaine comprise entre
le pont d'Hyppône, la Bougina, la mer et la ville.
Sans examiner en détail ce qui a été fait, il sera
permis de faire observer qu'en l'absence de tor-
rents ou de rivières susceptibles de produire des
atterrissements, la question de l'exhaussement
de la partie basse du marais ne pouvait se résoudre que par le comblement; mais on a choisi
le moyen le moins favorable à la santé de la garnison. Au lieu d'y apporter les terres considé-
rables existant sur plusieurs points de la ville,
on y dépose journellement les matières animales
et végétales, ou les ordures provenant des ba-
layages qui, mêlés à l'eau saumâtre toujours sta-

gnante en cês endroits, donnent lieu, sous l'action de la chaleur, à des exhalaisons fétides.

CAMPS DE BONE.

Le moyen de diminuer l'insalubrité des camps de Dréhan, Nech-el-Méja, Aman-Berda, Ghelma et Mjez-Amar, consisterait dans un casernement, un couchage et des établissements hospitaliers, suffisants pour éviter l'encombrement et les évacuations des malades, toujours fâcheuses.

Le pavage des camps et l'entretien des fossés, pour favoriser l'écoulement des eaux, sont des mesures hygiéniques impérieusement réclamées; elles exerceraient une heureuse influence sur la santé du soldat. On le préserverait, l'été, de l'action funeste des mares formées par les averses fréquentes en ces lieux; on diminuerait, l'hiver, le nombre et la gravité des rechutes occasionnées par les boues épaisses. Il faudrait commencer l'établissement des camps par le pavage, aussi nécessaire que le casernement. La main de l'homme pourra diminuer successivement l'influence des marais ou des causes générales; cependant, il ne paraît guère possible, sous ce rapport, de rien faire pour le camp actuel de Mjez-Amar. Il restera toujours placé dans un entonnoir et sur les bords de la Seybouse, qui coule profondément et se dessèche pendant l'été, de manière à former des flaques ou à laisser à

découvert une partie des vases infectes, dont les
exhalaisons ajoutent encore aux alternatives de
grande chaleur le jour, de froid et d'extrême
humidité la nuit, et au renouvellement difficile
de l'air. Le camp d'Aman-Berda a été fort mal
placé sur la hauteur, vis-à-vis la gorge qui se prolonge assez loin vers les bords marécageux de la
Seybouse; il serait à désirer que la raison militaire permît de choisir un autre emplacement,
ou mieux de l'abandonner entièrement, ainsi
que Nech-el-Méja et Dréhan; le camp de Ghelma
lui-même est insalubre.

CONSTANTINE

L'élévation de la ville de Constantine, son éloignement de la mer et des marécages; le ravin profond qui l'entoure; les montagnes nues qui, l'été,
réfléchissent les rayons d'un soleil ardent, et qui
l'hiver, couvertes de neiges, l'abritent au nord
et au sud; la fréquence des vents d'est et d'ouest;
l'abondance des pluies en certaines saisons, et la
température, souvent variable, jamais trop élevée,
font retrouver à Constantine un concours de
circonstances, qui rendent sa position, sous le
rapport de la salubrité, bien différente de celle
d'autres localités occupées dans la régence.

Il importait d'en examiner l'influence sur le
développement des maladies en 1838 ; de cette
étude, à laquelle se sont livrés les médecins de

Constantine, M. Vital en particulier, il résulte que le climat de cette ville est très salubre.

Bien qu'en hiver les maladies de poitrine y soient très multipliées et assez intenses, il y a compensation dans les avantages évidents d'un air vif et pur, qui maintient les hommes en santé, et réduit à des proportions avantageuses, le nombre des malades fournis par la garnison.

Ainsi l'absence des causes générales d'insalubrité parait suffisamment établie ; mais il en est de particulières qui appellent toute la sollicitude de l'autorité, et promettent de céder à ses efforts. Elles tirent leur origine de l'extrême malpropreté des rues, du travail pénible occasionné par le transport de l'eau, dont la quantité reste toujours au dessous des besoins ordinaires ; de la disposition éminemment mauvaise des locaux affectés au casernement et aux hôpitaux, de l'abus des boissons alcooliques.

Les maladies, pour la plupart très graves, dont l'influence de ces causes devient la source, forment trois groupes principaux.

Dans le premier, à part les affections de l'appareil respiratoire, que la pénurie de moyens protecteurs contre le froid, et les variations atmosphériques, ont rendues prédominantes au commencement de l'année, se rangent les phlegmasies des voies digestives, assez nombreuses et

souvent compliquées d'accidents cérébraux graves. Cette fâcheuse complication a été, en partie,
attribuée aux excès de boissons alcooliques.

Au deuxième groupe appartiennent les fièvres
d'accès ; on est étonné de les retrouver là encore, et, dans un certain nombre de cas,
avec un caractère pernicieux.

On a accusé les débordements du Rumel dans
les prairies qu'il traverse ; les fanges de la
ville où s'ensevelissent journellement, avec les
débris des abattoirs, les cadavres d'animaux
domestiques ; enfin les macérations des tanne-
ries.

Sans doute, ces causes peuvent exercer une
influence fâcheuse ; on retrouve leurs analogues
dans les amoncellements de fumiers et les rou-
toirs ; ils donnent lieu aux maladies qui déso-
lent souvent les bourgs et les campagnes, en
France et en Italie ; mais on est aussi autorisé à
accorder quelque part, dans la production ou le
renouvellement des fièvres d'accès à Constantine,
à la prédisposition acquise par des invasions ou
un séjour antérieur à Bône et dans les camps.
Une fièvre alors, ou une rechute provoquées par
une cause étrangère aux influences miasmatiques, peuvent l'une et l'autre prendre la forme
des fièvres développées sous l'action de ces der-
nières. Ce qui le prouve, ce sont les antécédents

qui avaient préparé la gravité des accidents auxquels plusieurs malades succombèrent ; ce qui le
prouve encore, c'est l'apparition de symptômes
pernicieux à une époque insolite, et leur absence
aux époques où ils se manifestent ailleurs ; à ces
époques, la bénignité y est telle, qu'une assez
faible dose de sulfate de quinine suffit pour en-
rayer la majorité des accès ; la disposition aux
complications inflammatoires nécessite parfois,
avec l'administration du sulfate, les saignées générales ou locales ; les vomitifs ont été reconnus
là, au moins inutiles.

Les fièvres d'accès pourront bien se développer
sur les bords du Bou-Merzoug et du Rumel ; mais
il est permis de penser que, purement accidentel-
les et souvent contractées ailleurs, elles ne sont
point endémiques dans la ville. On aura beaucoup
fait, en abrégeant la route et en évitant de station-
ner dans plusieurs localités insalubres ; sous ce
rapport, il est regrettable que la raison militaire
s'oppose au choix de stations plus saines entre
Philippeville et Constantine.

Un troisième groupe de maladies observées
à Constantine, comprend les fièvres typhoïdes ;
leur nombre a été assez élevé ; elles se sont développées au dehors de l'hôpital et à l'hôpital
même, en y atteignant, soit des militaires entrés
pour d'autres maladies, soit des infirmiers en

bonne santé. Toujours très-graves, souvent rebelles aux moyens les plus rationnels de traitement et aux soins les mieux entendus, c'est à juste titre qu'elles ont acquis le triste privilège de jeter la consternation dans les populations, les armées, les camps, les établissements où elles apparaissent et se multiplient rapidement ; à cet égard il faut dire toute la vérité.

Certaines maladies aiguës ne sont que les diminutifs de maladies, qui, à un degré plus élevé, établissent des foyers d'infection ou deviennent épidémiques. Les affections typhoïdes sont de ce nombre ; on ne peut voir en elles, qu'une variété de la fièvre des prisons, des navires, des camps, des villes assiégées, des hôpitaux ; qu'une variété de la fièvre putride, de la fièvre nerveuse, de la fièvre pétéchiale ; le mot typhoïde ne serait qu'un mot vide de sens, s'il ne représentait pas les nuances, les formes, les phases du typhus lui-même, ainsi appelé, de la stupeur dont chaque malade porte l'empreinte.

En effet, les affections typhoïdes se rapprochent du typhus par les mêmes périodes qu'elles parcourent ; par la stupeur, la prostration, les hémorrhagies, les diarrhées, les éruptions exanthématiques, l'aspect terne de la peau, la disposition à la gangrène, les spasmes musculaires ; elles s'en rapprocheraient encore davantage, si

la disposition à se reproduire sur des sujets pré-
parés et dans des conditions analogues à celles
où se trouvent ceux déjà frappés, s'accompagnait
aussi de la propriété de se communiquer aux in-
dividus sains par le contact des malades, ou par
l'absorption des émanations qu'ils exhalent ; ce
serait alors le typhus lui-même. Cette transfor-
mation possible, les calamités qui s'en suivraient
n'occupent pas sans motifs une sage prévoyance;
elles en font un devoir.

Les affections typhoïdes observées à Constantine ont encore de commun avec le typhus, de
tirer leur origine des mêmes causes ; elles prennent naissance là où les hommes en santé ou
malades se nuisent réciproquement, par les émanations qui corrompent l'air de lieux déjà mal-
sains. La tristesse, la nostalgie, les fatigues, les
privations, les exhalaisons de la matière animale
et végétale, en putréfaction dans les rues, donnent un nouveau degré de force à l'influence de
casernes humides, et d'hôpitaux que le soleil n'é-
claire jamais, ou éclaire fort peu. C'est aussi sous
l'influence de ces causes qu'on voit se développer,
chez les militaires atteints de fièvres, des affections scorbutiques souvent funestes. On conçoit
dès lors quels sont les besoins de la garnison de
Constantine.

En s'occupant soigneusement de la propreté

des rues, en abattant les masures et les maisons
pour percer des rues nouvelles, on fera aisément
disparaître toutes les sources d'infection locale ;
en construisant des casernes on pourra espacer
convenablement les lits et en donner un à chaque
homme. L'encombrement, le malaise disparais-
sant partout, on serait moins embarrassé dans les
hôpitaux, où actuellement descauses de destruc-
tion ne remplacent que trop les moyens de conser-
vation qu'on devrait y trouver. Il conviendrait,
comme tribut de justice et d'intérêt envers celui
qui souffre si près du désert, si loin de la patrie,
de doter les établissements de tous les avantages
qui peuvent se retrouver en France. Les vices
de construction des bâtiments qui servent aujour-
d'hui d'hôpitaux, sont tels qu'ils paraissent irre-
médiables. L'ancienne caserne des janissaires, en
attendant la construction d'un nouvel hôpital, of-
frirait des conditions de salubrité plus favorables ;
la destiner à cet usage serait un bienfait dont
on n'aurait jamais à se repentir. Les maisons
d'Amin-Kodja et la Casbah, impropres pour
hôpital, serviraient, sans inconvénient, de
casernes, où les hommes en santé ne demeurent guère que la nuit. Elles sont à peu près
de la même capacité que la caserne des Janissaires ; les dépendances et les améliorations
qu'on y ferait ne seraient point perdues, lorsqu'on

la rendrait au casernement : il serait difficile de
prévoir une objection sérieuse.

J'ai assisté à l'occupation du capitole de Rusi-
cada ; malgré la promesse que je m'étais faite, en
partant de Constantine, de profiter de ma course,
je me suis, presque constamment, surpris dans
un état de rêverie ; tant d'objets divers me frap-
paient à la fois ! il était si difficile de ne se pas
transporter aux siècles de Rome, de ne pas son-
ger à la domination actuelle de la France !

Montueux, le pays est coupé par deux vallées,
dont l'une partant de la montagne du Kantour,
située à neuf lieues de Constantine et à la même
distance de Philippeville, descend dans la di-
rection du sud au nord, jusqu'à la mer ; étroite
à son origine, elle s'élargit insensiblement et
n'a pas moins d'une lieue de large à son extré-
mité nord. Cette vallée, couverte d'habitations
Kabaïles, paraît bien cultivée ; elle est arrosée
par une rivière qui, après avoir reçu les noms de
l'Arouch et de Jassaf, se jette dans la mer sous
le nom de Résas. Près de son embouchure, elle
reçoit l'Oued-Ouach qui féconde une autre vallée; l'Oued-Felfel, ruisseau vaseux, y verse aussi
ses eaux. La plaine du Resas est bordée de montagnes élevées dont les versants, en partie recou-
verts de forêts, offrent un aspect qu'on cherche-

rait vainement ailleurs, sur le littoral africain.

L'autre vallée dite de l'Ouach, à cause du ruisseau de ce nom qui la parcourt dans toute sa longueur, a un peu moins d'étendue que la première; prenant son origine dans la montagne du Dyss, elle s'élargit, en courant du sud-ouest au nord, et vient se confondre avec la plaine du Resas, non loin de Philippeville, en formant avec celle-ci, un angle aigu.

Cette vallée qu'arrosent l'Ouach et l'Oued-el-Berge, n'a que quatre lieues de long et un quart de lieue de large; c'est elle qu'on suit pour aller à Constantine, et qui envoie à Philippeville un prolongement séparé de la plage par une élévation en dos d'âne, facile à franchir, dans le cas où l'on voudrait faire communiquer l'Ouach avec la mer, communication que, malgré ses inconvénients, pourrait rendre nécessaire l'extension de Philippeville. La vallée de l'Ouach offre un beau coup-d'œil, et inspire des pensées d'avenir.

Ce pays semble réunir toutes les conditions de salubrité, surtout si on le compare à d'autres parties de la régence; cependant il y existe des portions de terrain, depuis long-temps incultes et d'un aspect marécageux; ces marécages n'existeraient-ils pas réellement, que des exhalaisons s'élèveraient, dès que la main de l'homme viendrait y remuer les terres. Du reste, les plai-

nes du Résas et de l'Ouach ne paraissent marécageuses que sur quelques points susceptibles
d'être desséchés ; l'inclinaison du terrain favo-
rise le cours des eaux et ne permet aucun doute.
Lorsque, après quelques années d'un travail incessant, la plaine sera complétement cultivée, et
que le cours des eaux, arrêté maintenant à l'embouchure de la rivière, par les sables de la mer,
ne trouvera plus d'obstacle, les fièvres deviendront moins nombreuses et moins graves.

Comme sur les autres points du littoral, il y
aura des époques où la santé des troupes souf-
frira. D'après les Kabaïles, la dysenterie semblerait, pendant l'automne, la maladie la plus redoutable ; elle deviendrait souvent une complication fâcheuse de la fièvre régnante.

La partie de la province de Constantine occu-
pée, en ce moment, paraît moins insalubre ; les
terrains marécageux qui s'y trouvent peuvent
être facilement desséchés. Il n'en est pas de
même de Bône et des camps, jusqu'à Mjez-Amar;
il faudrait trop de travaux en ces lieux, et de
trop longues années, pour parvenir à une salubrité désirable : puisse la raison militaire abandonner ces camps, ou du moins n'y laisser que
les garnisons strictement nécessaires, bien éta-
blies et bien pourvues ! sauf à les augmenter en
proportion des besoins, lorsque les travaux de

4

desséchement et de culture seront sérieusement entrepris. Sans doute, les troupes, comme les colons, souffriront beaucoup et longtemps de ces travaux : mais ils auront devant eux une époque où ces localités cesseront d'être meurtrières. Les troupes de la province de Constantine, ne traversant plus, pour s'y rendre, Bône et ses camps, gagneront à l'occupation de Stora.

SERVICE ADMINISTRATIF DES HÔPITAUX.— L'administration des hôpitaux a droit à une large part dans les succès ; mais elle n'est pas toujours étrangère aux insuccès : si l'officier de santé ne s'occupe que des malades, souvent l'administration ne fait pas assez pour eux ; celle de l'hôpital de Bône mérite actuellement des éloges ; elle se montre très empressée pour leur bien-être.

Le matériel de cet hôpital se complète de jour en jour ; il y a cependant plusieurs objets qui manquent encore : l'une des améliorations les plus importantes serait le remplacement du fer-blanc par l'étain ; ce remplacement deviendrait en définitive une économie. Il faudrait aussi remplacer les tonneaux et les jarres dont on se sert, par des caisses doublées en fer blanc, avec couvercles ; les tisanes contractent un mauvais goût dans les tonneaux, et même dans les jarres, dès que le vernis se détache ; ce qui arrive très facilement.

Des bassines carrées à compartiments, pour le transport de la viande, avec bouchons et couvercles, seraient aussi nécessaires ; on les remplit de bouillon pour maintenir chaudes les portions de viandes ; on y adapte des couvercles au moment de la distribution, et on retire les bouchons, lorsqu'on veut que le bouillon s'écoule.

On manque aussi de tables de nuit ; quoique réglementaires pour tous les malades, il n'en existe à Bône que dix pour les officiers.

Les mêmes besoins se font sentir à Constantine, aussi bien qu'en d'autres hôpitaux ; il serait vivement à désirer qu'il fût possible de les satisfaire promptement.

MOUVEMENT COMPARATIF DES HÔPITAUX D'AFRIQUE. — Depuis la conquête, l'histoire des possessions d'Afrique est presque exclusivement médicale. Ce n'est pas à dire que les divers commandements qui se sont succédé, n'aient pu laisser d'utiles enseignements, que les cent combats n'aient ajouté une nouvelle gloire à l'ancienne ; seulement les résultats, jusqu'alors, ne permettent guère de deviner si une idée se trouva jamais en présence d'une autre sur les champs de bataille.

Sous le rapport gouvernemental aussi, l'histoire de l'Algérie est, en partie, médicale ; mais si les intentions et les hommes ne manquèrent pas, les gouverneurs se succédèrent trop rapidement pour laisser des traces durables de leur passage. La stabilité pouvait seule, en inaugurant des temples à l'hygiène, faire naître des pensées sérieuses d'avenir ; éclairés par les méditations des faits historiques, et par leur propre expérience, ils eussent alors vaincu les difficultés du moment, et aidé autrement peut-être, au développement des germes de prospérité, s'il en existe, frappés de stérilité par des impôts que supportent exclusivement l'armée et la partie la plus intéressante de la population civile, les petits commerçants, les petits industriels, tous les travailleurs : prématurés et sans avantages réels pour la France, ces impôts n'ont pu que créer des existences qui, si elles ne le sont pas déjà, deviendront, quelque jour, un obstacle puissant au progrès. Ils eussent proclamé la liberté absolue du commerce, sauf à la restreindre plus tard ; ils eussent constitué la propriété, ou du moins empêché toute spéculation sur elle. Ils n'eussent autorisé les constructions diverses que sous des conditions sévères de salubrité, d'architecture et de solidité, non d'argent, et en encourageant, avec opportunité, tous les travaux, toutes les entreprises, toutes les industries, ils eussent dirigé le bon placement des fonds, employés souvent à l'agiotage et à l'usure.

Les colonies ne deviennent prospères que par un travail incessant ; elles ne se fondent que sur les ossements de plusieurs générations de colons. Ainsi, favoriser par la protection et la liberté, par la facilité de tous les moyens d'existence, l'établissement, sur le littoral, d'une population active, préparant les voies à celle destinée à occuper, à féconder le sol ; construire des casernes et des hôpitaux à la hauteur des lumières de l'époque et des besoins de l'armée chargée de conserver sa conquête et de protéger, longtemps encore, cette population nouvelle, eût été coloniser, ou du moins annoncer une pensée, une volonté. L'œuvre des siècles ne saurait s'accomplir en quelques années.

Ils se tromperaient et tromperaient la France, ceux qui désigneraient, aujourd'hui, comme principe ou centre de colonisation, les plaines de la Seybouse et de la Mitidja. Si le gouvernement ne vient directement se charger de l'exécution d'un système général et complet d'assainissement, elles n'en seront que les derniers termes ; les travaux partiels ou entrepris lentement demeurent stériles et multiplient la mortalité. Pendant de longues années, un système général et complet d'assainissement s'accomplissant, les épidémies ravageraient encore les travailleurs et l'armée destinée à les protéger ;

mais la pensée apercevrait l'époque où la culture rendrait les plaines infectes de l'Algérie saines et fécondes.

Jusqu'ici, toutes les questions, pour l'armée se réduisent, chaque année, à se demander s'il y a ou s'il y aura beaucoup de malades. A part l'influence du climat et celle des localités, cette question, toujours la même, conduit sans cesse à cette autre : quelles sont les causes particulières des maladies qui déciment l'armée? On déplore alors le chiffre des malades et celui des morts, on se préoccupe sérieusement des aliments, du casernement, du couchage, des hôpitaux, du personnel de santé et d'infirmiers ; ce personnel, proportionné désormais aux besoins, aura pour base, non plus le minimum, mais bien le maximum des malades. La saison épidémique passe ou ralentit son influence, et l'on oublie bien vite les conseils de l'expérience, pour se bercer de l'espoir d'un meilleur avenir.

Une ère nouvelle semble commencer : l'année dernière a donné moins de malades et des maladies moins graves que les années précédentes, un ensemble de mesures et de moyens, sagement combinés, y ont puissamment contribué. Il ne saurait en être autrement, ou bien il faudrait regarder comme vains les efforts et les soins du commandement et de l'administration, pour donner aux hôpitaux un personnel de santé et un matériel en rapport avec les besoins présumés ; pour améliorer, dans les villes et dans les camps, le casernement et le couchage, et procurer partout au soldat une alimentation saine et suffisante.

Une moyenne de 41561 hommes donna, en 1837, 58864 malades et 5081 décès, non compris les morts sur le champ de bataille ; en 1838, une moyenne de 50539 hommes a donné 45054 malades et 2,413 morts. Il est à remarquer que les garnisons de Constantine et d'Oran ont fourni beaucoup moins de malades que Bône et Alger, mais les maladies traitées y ont été plus graves et la mortalité, proportionnellement aux autres hôpitaux, plus considérable. L'insalubrité des casernes et des hôpitaux, à Constantine, explique, en partie, la gravité des maladies. A Oran, au contraire, il semblerait que les pertes éprouvées en 1837, auraient été uniquement dues aux mouvements des troupes, pendant la saison des chaleurs, et en 1838, à la fièvre dysentérique (elle y est endémique) développée, cette année, sous l'influence de vicissitudes atmosphériques insolites et d'un foyer d'infection accidentel. Les terminaisons funestes se rattacheraient aussi au mauvais emplacement de l'hôpital, dont les salles seraient fort belles.

Les résultats généraux sont beaucoup plus **fa**-vorables en 1838 : la différence , dans le nombre des malades et des morts, est notable ; elle ne peut être attribuée au choléra de 1837 ; il ne se manifesta que dans les hôpitaux et, en général, chez les militaires atteints d'affections chroni-ques incurables. Le personnel de santé, assez nombreux pour satisfaire à tous les besoins, a puissamment contribué aux succès obtenus dans les hôpitaux ; l'insuffisance du personnel de santé est une calamité, pendant la saison des maladies ; cette vérité n'est pas assez comprise. Puisse désormais le soldat, en santé, obtenir toutes les améliorations auxquels il a droit de prétendre, et malade, trouver dans les hôpitaux le bien être et les soins désirables !

M. Monard, médecin ordinaire, vient d'adres-ser pour l'hôpital du Dey, le résumé de la der-nière saison épidémique , comparée à la précé-dente, tant sous le rapport des causes morbides que sous celui du nombre des malades et des per-tes éprouvées ; ce résumé , plein d'intérêt , est applicable à d'autres hôpitaux de l'Algérie.

«Ces résultats, dit-il, sont, depuis l'occupation, les plus favorables qui aient été obtenus ; ils donnent l'espoir qu'une sollicitude sans cesse active, pour contrebalancer l'influence insalu-bre du climat et des circonstances locales propres aux pays littoraux, ne peut demeurer sans une puissance telle, qu'elle n'atténue notablement cette influence, et ne ramène à des conditions à peu près semblables à celles des lieux moins défavorisés.

» Quant au nombre des malades de tous genres, à part les évacués de Bougie, de Bône et d'Oran, dont il n'y a pas à tenir compte dans la recherche de l'influence propre à cette partie de la régence, leur proportion, sur l'effectif des troupes de l'arrondissement d'Alger, a été, dans le cours de cette année, de trois quarts environ, — 1 sur 1323 — tandis qu'en 1837, il avait dépassé d'un dixième le chiffre de l'effectif — 2 sur 1899. —

» Le nombre des malades ayant particulièrement subi les atteintes de la constitution endémo-épidémique, a été, dans une proportion bien inférieure aussi à celle de toutes les années précédentes, de moins de moitié sur l'effectif — 1 sur 2025 — il s'était, en 1837, approché des trois quarts — 1 sur 1374 — sans que cette différence puisse être totalement rapportée au choléra.

» En considérant, d'un autre côté, que les mêmes hommes sont dans l'année plusieurs fois affectés de maladies différentes ; qu'ils éprouvent facilement les récidives de fièvres dont l'inva-

sion peut remonter à plus d'un an, ou sont sujets à divers accidents, auxquels les prédispose
l'affaiblissement de leur constitution, circonstances qui multiplient les entrées, au point
qu'un seul individu en fait, très souvent, deux,
souvent trois, quelquefois quatre et même davantage; on retrouve que le nombre des hommes restés en santé est beaucoup plus considérable qu'il ne le paraît au premier coup-d'œil,
d'après les calculs précédents. En effet, admet-
tant que la proportion de ces rentrées ait pu
être constamment, dans un rapport égal à celui
qu'il a été possible d'établir pour 4000 malades,
de deux entrées et demie pour un, offert par les
7/13 d'entre eux, il s'en suit que plus de la moitié de l'effectif— 1 sur 2040 — a été réellement,
en 1838, préservé de toute atteinte.

» On trouve, en outre, ne comptant que les
affections endémo-épidémiques d'invasion nouvelle, que celles-ci n'ont porté que sur un cin-
quième — 1 sur 4739. —

» Ce n'est aussi que pendant un court espace
de temps qu'il y a eu, à leur occasion, un peu
plus du dixième de l'effectif à l'hôpital.

» On méconnaît bien moins encore l'amélio-
ration remarquable de l'état sanitaire, si l'on
compare entre eux les divers degrés de gravité
des maladies annuelles: les fièvres légères —

fièvres quartes, tierces, quotidiennes sans complication — se sont présentées dans la proportion inverse des années antérieures, de plus de
moitié en nombre, sur toutes les autres — 1 sur
1917 — les fièvres plus graves — fièvres rémittentes avec irritation ou congestion inflammatoire des gros viscères — se sont offertes dans la
proportion de 1 sur 2645 ; et les fièvres dites
pernicieuses — fièvres subintrantes, affectant
particulièrement la forme encéphalique — dans
celle très minime de 1 sur 32,919. Les dysenteries et les fièvres rémittentes dysentériques
entrent pour un quinzième — 1 sur 14,505 —
dans le nombre des affections de la saison.

» C'est la première année qu'on voit la somme
des maladies légères l'emporter sur les maladies
plus graves.

» Les pertes sont nécessairement en rapport
avec cette bénignité ; on peut établir la proportion de 1 sur 65 pour les maladies endémo-
épidémiques de première invasion et les récidives ; elles ne seraient que de 1 sur 94, sur
celles de première invasion seulement (1).
Une gastro-entérite grave, ayant plus spéciale-

---

(1) M. Worms, pendant les quelques mois qu'il a
été attaché à l'hopital du Dey, n'a reçu dans son service
que des maladies de première invasion. Eh bien ! sa mor-

ment affecté les hommes du train des équipages, un nombre remarquable de phthisies, d'autres affections chroniques, suite de fréquentes récidives de fièvres, principalement chez les malades arrivés par évacuation d'autres hôpitaux, plusieurs décès, presqu'à l'instant de l'entrée à l'hôpital, et plusieurs cas de blessures mortelles sont la source des autres pertes dont le chiffre proportionnel, toutefois, n'est que de 1 sur 23,522, que l'on pourrait comparer avec avantage, sans soupçonner que l'hôpital du Dey se trouve dans un pays tourmenté par les épidémies, et qu'il devienne le centre de réunion d'une foule de maladies attestant qu'en d'autres lieux la même cause n'a que momentanément épargné ceux qu'elle a frappés.

» Il est impossible que ces résultats soient dus uniquement à une influence moins défavorable de la constitution atmosphérique et des localités marécageuses, si différentes de celle des huit années qui ont précédé celle-ci ; ils proviennent au moins autant du concours simultané d'excellentes mesures hygiéniques, soigneusement observées dans toutes les circonstances où il a été possible de le faire. Entre autres le baraque-

talité n'est, ni de 1 sur 94, ni même de 1 sur 65, mais bien de 1 sur 42.

ment de la plupart des corps de troupes, la qualité constamment bonne des vivres, la surveil-
lance des marchés et des cantines, la suspension,
en temps opportun, des travaux et des exercices
commanderont désormais la plus grande confiance ; il est certain qu'en combattant les causes
particulières, on diminue, pour le moins, l'intensité d'action des causes générales.

» C'est un fait d'observation que l'année 1838
a pleinement confirmé. »

Récapitulation générale par divisions du mouvement des malades entrés, sortis et morts dans les hôpitaux de l'armée d'Afrique pendant les années 1837 et 1838, avec la moyenne de l'effectif des troupes.

ANNÉE 1837.

INDICATION DES DIVISIONS.	Moyenne de l'effectif des troupes par divisions.	NOMBRE DES MALADES.							JOURNÉES PAR GENRE DE MALADES.			
		Restant le 1er jour du mois.	ENTRÉS PAR		SORTIS PAR		Morts.	Restant le dern. jour du mois.	Fiévreux	Blessés	Vénériens	Galeux
			Billets	Evac.	Billets	Evac.						
Division d'Alger	14785	1060	16163	3206	16029	2187	1421	792	387929	43560	21332	5193
Id. d'Oran	13343	491	7610	349	7291	415	554	190	122094	35680	13235	3762
Bougie	2236	168	4476	"	4217	111	209	107	82636	10762	1190	374
Division de Bône	10761	1106	18292	5199	14102	7173	2611	711	274808	43029	3469	592
Id. de Constantine	436		496	248	303	36	286	119	7455	1736	11	155
Totaux	41561	2825	47037	9002	41942	9922	5081	1919	874322	134767	39237	10076
Totaux généraux			58864		58864				1058402			

Suite de la récapitulation générale du mouvement des malades de l'armée d'Afrique, pendant les années 1837 et 1838.

ANNÉE 1838.

INDICATION DES DIVISIONS.	Moyenne de l'effectif des troupes par divisions.	NOMBRE DES MALADES							JOURNÉES PAR GENRE DE MALADES			
		Restant le 1er jour du mois.	ENTRÉS PAR		SORTIS PAR				Fiévreux	Blessés	Vénériens	Galeux
			Billets	Evac.	Billets	Evac.	Morts.	Restant le dern. jour du mois.				
Division d'Alger	21054	792	15893	2767	15502	2405	740	845	358205	59256	31624	7582
Id. d'Oran	10790	190	4758	13	4276	17	359	329	82976	26360	10244	4073
Bougie	1679	107	2425		2315	39	129	59	37277	6251	400	356
Division de Bône	9746	711	12502	1005	11360	1135	867	- 866	196343	23365	3908	2592
Id. de Constantine	7270	119	3594	178	3139	27	327	327	72296	11944	2872	1771
Totaux	50539	1919	39172	3963	36592	3623	2413	24	747097	127176	49048	16374
Totaux généraux			45054		45054		45054		939695			

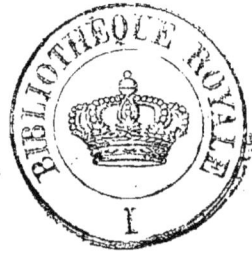

www.ingramcontent.com/pod-product-compliance
Lightning Source LLC
Chambersburg PA
CBHW070809210326
41520CB00011B/1882

9 782019 558239